BEI GRIN MACHT SICH IHR
WISSEN BEZAHLT

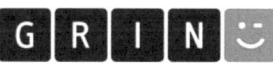

Freiwilliger Verzicht auf Nahrung und Flüssigkeit im stationären Hospiz. Wie Pflegekräfte ethischen und moralischen Konflikten begegnen können

Martina Muschel

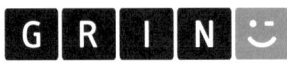

Bibliografische Information der Deutschen Nationalbibliothek:

Die Deutsche Nationalbibliothek verzeichnet diese Publikation in der Deutschen Nationalbibliografie; detaillierte bibliografische Daten sind im Internet über http://dnb.d-nb.de abrufbar.

ISBN: 9783346564030
Dieses Buch ist auch als E-Book erhältlich.

Druck und Bindung: Books on Demand GmbH, Norderstedt Germany
Gedruckt auf säurefreiem Papier aus verantwortungsvollen Quellen

Das vorliegende Werk wurde sorgfältig erarbeitet. Dennoch übernehmen Autoren und Verlag für die Richtigkeit von Angaben, Hinweisen, Links und Ratschlägen sowie eventuelle Druckfehler keine Haftung.

Das Buch bei GRIN: https://www.grin.com/document/1161761

Hamburger Fern-Hochschule

Studiengang Berufspädagogik
für Gesundheits- und Sozialberufe (B.A.)

Studienzentrum: München

**Freiwilliger Verzicht auf Nahrung und Flüssigkeit im stationären Hospiz –
wie Pflegefachkräfte ethischen und moralischen Konflikten bei der
Begleitung betroffener Gäste begegnen können**

Modul Berufliche Identität und professionelles Handeln in Pflegeberufen BIP

Frühjahrssemester 2019

von

Martina Muschel

Abgabedatum 30.01.2021

Inhaltsverzeichnis

Abkürzungsverzeichnis

DBfK	Deutscher Berufsverband für Pflegeberufe
DGfP	Deutsche Gesellschaft für Palliativmedizin
FVET	Freiwilliger Verzicht auf Essen und Trinken
FVNF	Freiwilliger Verzicht auf Nahrung und Flüssigkeit
ICN	International Council of Nurses
SBK	Schweizer Berufsverband für Pflegefachfrauen und Pflegefachmänner

Hinweis

Ein Hinweis vorab: Aus Gründen der besseren Lesbarkeit wird auf die gleichzeitige Verwendung männlicher und weiblicher Sprachformen verzichtet. Sämtliche Personenbezeichnungen gelten gleichermaßen für alle Geschlechter.

Einleitung

Mit der Aufhebung des Verbots der geschäftsmäßigen Förderung der Selbsttötung durch das Bundesverfassungsgericht am 26.02.2020 rückt das Thema assistierter Suizid schwerstkranker Menschen mit Sterbewunsch wieder in den öffentlichen Fokus. Eine eher unbekannte Möglichkeit dieser Menschen ist, ihre Lebenszeit mit dem freiwilligen Verzicht auf Nahrung und Flüssigkeit (FVNF) zu verkürzen. Um diesen Weg gehen zu können, brauchen die Betroffenen Unterstützung durch ihre Angehörigen, einen begleitenden Arzt und meist begleitende palliativ geschulte Pflegefachkräfte. Erfolgt diese Begleitung nicht aus eigener Überzeugung, das Richtige zu tun, kann dies für die begleitenden Personen allerdings zu einer ethischen Konfliktsituation führen. Da die Autorin selbst einige Jahre in einem stationären Hospiz als Pflegefachkraft gearbeitet hat, soll sich diese Hausarbeit der Sicht der professionell Pflegenden widmen. Die Forschungsfrage dieser Arbeit lautet daher: Wie können Pflegefachkräfte im stationären Hospiz ethischen und moralischen Konflikten begegnen bei der Begleitung von Gästen, die sich für einen FVNF entschieden haben? Um diese Frage gut für sich beantworten zu können, sollte jede betroffene Pflegefachkraft informiert darüber sein, was es inhaltlich, rechtlich und für die eigene Haltung zum Thema FVNF bedeutet, einen besagten Gast zu begleiten. Daraus ergeben sich folgende Leitfragen: Was passiert bei einem FVNF? Welche Konflikte können für begleitende Pflegefachkräfte entstehen? Wie ist der FVNF in Deutschland rechtlich einzuordnen? Welche für

Pflegefachkräfte relevante Sichtweisen und Stellungnahmen zu FVNF gibt es? Diese Hausarbeit soll Pflegefachkräften durch die Klärung dieser Fragen eine Hilfestellung geben, eine eigene Haltung zum Thema FVNF zu bilden und diese zu vertreten. Um den Rahmen nicht zu sprengen, untersucht diese Arbeit lediglich die Begleitung mündiger Menschen, die geistig und kognitiv in der Lage sind, die Entscheidung für einen FVNF freiverantwortlich für sich zu treffen.

1 Freiwilliger Verzicht auf Nahrung und Flüssigkeit

Um für sich selbst einordnen zu können, ob sich die professionelle Begleitung eines Gastes mit FVNF mit den eigenen ethischen Prinzipien vereinbaren lässt, muss zunächst klar sein, was sich hinter dem Begriff FVNF verbirgt.

1.1 Einordnung

Sterben und Tod sind in unserer modernen Gesellschaft keine Tabuthemen mehr. Viele Menschen möchten nicht nur selbstbestimmt leben, sondern auch selbstbestimmt sterben dürfen. Der Palliativmediziner G. D. Borasio schreibt daher in seinem Buch „Über das Sterben" über den Wunsch nach Kontrolle über das eigene Lebensende: „Zunehmend verlangen die Menschen nach Möglichkeiten, selbst zu bestimmen, welche medizinischen Maßnahmen am Ende ihres Lebens angewendet werden dürfen und welche nicht." (Borasio, 2019, S.143) Der Psychiater und Sozialwissenschaftler B. Chabot und der Neurobiologe C. Walther haben dem Thema FVNF ein eigenes Buch gewidmet mit dem bezeichnenden Titel „Ausweg am Lebensende". Im Geleitwort des Buches ist die Rede davon, dass zunehmend Formen des Sterbens an Bedeutung gewännen, die einerseits dem Bedürfnis nach einem selbstbestimmten Lebensende entgegenkämen und andererseits die Bereitschaft professioneller Helfer, die Wünsche der Schwerstkranken zu unterstützen, nicht überforderten. Eine solche Form könne der Weg des FVNF sein. (Chabot & Walther, 2011, S.11)

1.2 Definition FVNF

Chabot und Walther definieren das vorzeitige Sterben durch Beendigung der Nahrungs- und Flüssigkeitsaufnahme folgendermaßen: „Eine Person, die an sich physisch in der Lage ist, Nahrung aufzunehmen, beschließt ausdrücklich, nach Absprache mit Angehörigen, jegliche orale Aufnahme von Nahrung und Flüssigkeit zu beenden und stirbt - wenn diese Entscheidung aufrechterhalten wird – an Dehydrierung [...] oder an einer eingetretenen Komplikation (z. B. einer Lungenentzündung)". (Chabot & Walther, 2011, S.42)

1.3 Gesellschaftliche Aspekte

In einer Gesellschaft, in der Sterben und Tod als Bestandteile des Lebens gesehen werden, erkennen Chabot und Walther das Verlangen nach einem „guten" Tod. (Chabot & Walther, 2011, S.9) Dies könne durch FVNF erreicht werden, auch wenn der Weg ein schwieriger sei. Entscheidend sei, dass der Sterbewillige und die, die für ihn sorgten, wüssten, wodurch man diesen Weg erleichtern könne. (Chabot & Walther, 2011, S.43) Als Grundlage für ihr Buch werteten Chabot und Walther mehr als 100 Berichte über Menschen aus, die mehr als sechs Tage nichts mehr getrunken hatten mit dem Ziel des FVNF. Alle Betroffenen hatten sich bewusst für diesen Weg entschieden aufgrund einer schweren Krankheit oder schweren körperlichen Einschränkungen im hohen Alter. Laut Chabot und Walther bietet FVNF „jedem bei fortgeschrittenem Alter und erheblichen Leiden die Möglichkeit, […] das Leben vorzeitig in Würde zu beenden". (Chabot & Walther, 2011, S.43)

1.4 Situation in Deutschland

In den Niederlanden wählten laut Chabot und Walther zwei Prozent der Verstorbenen, also etwa 2500 Menschen im Jahr, diesen Ausweg. (Chabot & Walther, 2011, S.13) In Deutschland ist die Möglichkeit des FVNF deutlich unbekannter. Statistiken für Deutschland gibt es zu diesem Thema nicht, laut Borasio sei aber von einer hohen Dunkelziffer auszugehen, da die meisten Todesfälle infolge FVNF als „natürliche Todesursache" eingestuft würden. (Borasio, 2014, S.98) Auch die palliative Versorgung schwerstkranker Menschen allgemein sei in Deutschland ausbaufähig. (Borasio, 2019, S.54)

2 Voraussetzungen für einen guten Verlauf

Mit ihrem Buch möchten Chabot und Walther durch Aufklärung der Vorstellung eines grausamen Verdurstens beim FVNF entgegenwirken. In vier detailliert beschriebenen Beispielfällen machen sie aber gleichzeitig deutlich, dass eine gute palliative ärztliche und pflegerische Begleitung für einen erträglichen Verlauf unabdingbar sind.

2.1 Wohlüberlegte Entscheidung des Sterbewilligen

Chabot und Walther gehen in ihrem Buch auf die Sorge der Gesellschaft ein, dass das Wissen um eine „einfache, jedermann möglichen Methode" der Selbsttötung künftig für viele Menschen geradezu eine Einladung sein könne, sich umzubringen. Daher verweisen die Autoren ausdrücklich auf die Risiken eines beschwerlichen Verlaufs und die Tatsache, dass wohl kein Mensch sich diese Entscheidung leicht mache. Menschen, die den Entschluss gefasst hätten, ihr Leben zu beenden, könnten mit FVNF aber wesentlich inhumanere Formen des Suizids, wie beispielsweise Erhängen, erspart werden. „Ein sehr wichtiger, anderer Aspekt des Sterbefastens ist, dass diejenigen, welche den Sterbenden beraten und begleiten, sich in hohem Maße sicher sein dürfen, dass es sich hierbei um eine freiverantwortliche Entscheidung handelt und keine Kurzschlusshandlung vorliegt. Es bedarf nämlich einer gewissen Willensfestigkeit, um FVNF zu vollziehen, und somit wird im eigentlichen Sterbevorgang die Ernsthaftigkeit des Sterbewunsches auf den Prüfstand gestellt." (Chabot & Walther, 2011, S.40 f.) Dieses Wissen kann auch für begleitende Pflegefachkräfte zu einem guten Verlauf beitragen.

2.2 Freiverantwortlichkeit

„Ein elementarer Aspekt bei der Beurteilung der Handlungspflicht eines Dritten ist die bei jeder Selbsttötungs- Absicht zu stellende Frage nach der eigenverantwortlichen unbeeinträchtigten Entscheidungsfähigkeit des Sterbewilligen." (Chabot & Walther, 2011, S.107) Dies bedeute, dass der Betroffene zurechnungsfähig im Sinne des Gesetzes sei. Nur wenn die geistige Gesundheit bei der Entscheidung zur Selbsttötung möglicherweise beeinträchtigt und die Entscheidungsfähigkeit somit nicht sicher sei, bestehe laut Chabot und Walther die Pflicht, Rettungsmaßnahmen einzuleiten. (Chabot & Walther, 2011, S.109)

2.3 Möglichkeit der Entscheidungsrevision

Laut Chabot und Walther ist ein weiterer wichtiger Aspekt, ob der Sterbewunsch revidiert werden kann. Beim FVNF sei dies der Fall, ein Abbruch sei möglich, wenn der Betroffene dies wünsche. (Chabot & Walther, 2011, S.39) Dieses Wissen ist auch für begleitende Pflegefachkräfte von Bedeutung.

2.4 Beratung

Der Sterbewillige sollte seine Entscheidung möglichst bald mitteilen. Es müssen ihm mögliche Alternativen aufgezeigt werden. Beispiele hierfür könnten nach Ansicht der Autorin etwa Schmerz- und Symptomlinderung im Rahmen der Palliative Care Versorgung sein oder Informationen zur Möglichkeit einer palliativen oder terminalen Sedierung.

2.5 Patientenverfügung und Vorsorgevollmacht

„Jemand, der langfristig FVNF in Betracht zieht, sollte dies klar und so früh als möglich in einer *Patientenverfügung* (PV) zum Ausdruck bringen." (Chabot & Walther, 2011, S.75) Für Begleitpersonen bedeute dies eine zusätzliche Absicherung. Auch solle man unbedingt einer Vertrauensperson eine

Vorsorgevollmacht erteilen, damit diese stellvertretend Entscheidungen fällen könne, wenn man selbst dazu nicht mehr in der Lage sei. Beim FVNF komme es zwangsläufig zu dieser Situation. (Chabot & Walther, 2011, S.77)

2.6 Modifizierung der Garantenpflicht

Garanten sind im besonderen Maße verpflichtet, für das Patientenwohl zu sorgen. Mittels der Modifizierung der Garantenpflicht könne man laut Chabot und Walther Begleitpersonen eines FVNF zu einer speziellen rechtlichen Absicherung verhelfen. Diese seien dann nicht mehr dazu verpflichtet, der Verlängerung des Lebens zu dienen, da dies dem aktuellen Patientenwillen widerspräche. (Chabot & Walther, 2011, S.76 f.)

3 Durchführung eines FVNF

Als Voraussetzung für eine gute Durchführung benennen Chabot und Walther die innerliche Vorbereitung des Sterbewilligen auf seinen Tod und dessen Akzeptanz. Ebenso entscheidend sei, dass die Begleitpersonen die Entscheidung des Sterbewilligen akzeptieren und der Durchführung zustimmen könnten. Anderenfalls entstünden unweigerlich Konflikte. (Chabot & Walther, 2011, S.76 f.) Bei wirkungsvoller Mundpflege und Schmerzbekämpfung könne der gewählte Weg laut Chabot und Walther weitaus weniger leidvoll sein als angenommen. (Chabot & Walther, 2011, S.47)

3.1 Der Umgang mit Hunger und Durst

Chabot und Walther zufolge belegen viele Erfahrungsberichte, dass jemand, der aufhöre zu essen, nach zwei bis vier Tagen kein Hungergefühl mehr habe, vorausgesetzt, er nehme keinerlei Kohlenhydrate mehr zu sich. Schwieriger sei es, aufzuhören zu trinken. Plötzlich überhaupt nichts mehr zu trinken falle extrem schwer. Daher könne die Aufnahme von Flüssigkeit auch schrittweise reduziert werden. Auch beim FVNF dürfe täglich 50 ml Flüssigkeit über die Mundpflege aufgenommen werden. (Chabot & Walther, 2011, S.78)

3.2 Mundpflege

Zur Mundpflege merken Chabot und Walther an: „Die Mundpflege ist von allen praktischen Maßnahmen die wichtigste, da ohne sie der FVNF normalerweise kaum zu ertragen ist. Entscheidend ist, dass die Mundpflege von Anfang an sorgfältig durchgeführt wird, sonst bilden sich durch Austrocknen der Schleimhäute wunde Stellen und Geschwüre im Mund, die nicht mehr heilen." (Chabot & Walther, 2011, S.78 f.) Linderung verschaffen könnten hier mit Wasser gefüllte Zerstäuber, das Lutschen von Eiswürfeln oder das Befeuchten der Zimmerluft. „Wenn es gelingt, die Mundschleimhaut feucht und gleitfähig zu halten, lässt sich das Durstgefühl in erträglichen Grenzen halten." (Chabot & Walther, 2011, S.60)

3.3 Weitere Erleichterungen

Es ist nach Ansicht von Chabot und Walther sinnvoll, für den Betroffenen eine Anti-Dekubitus- Matratze zu besorgen. Auch sollte vor Beginn des FVNF für eine Darmentleerung gesorgt werden. (Chabot & Walther, 2011, S.79)

3.4 Medikamente

Chabot und Walther empfehlen, sich im Vorfeld mit der medikamentösen Verbesserung des Befindens und der Schmerzsituation zu befassen. Symptome wie Angst, Schlaflosigkeit, Erregungszustände oder Atemnot müssten eingeplant und entsprechende Bedarfsmedikation vorgehalten werden (Chabot & Walther, 2011, S.81)

4 Konfliktpotential für begleitende Pflegefachkräfte

Die Einordnung, ob es sich beim FVNF um einen natürlichen Weg aus dem Leben oder eine Selbsttötung handelt, spielt für begleitende Pflegefachkräfte eine wichtige Rolle. Hierzu schreiben Chabot und Walther: „Der Wunsch, bei erheblichem Leiden im fortgeschrittenen Alter mit dem Essen aufzuhören um zu sterben, darf als *natürlich* bewertet werden. Die Einsicht, dass dieser Wunsch sich nur dann innerhalb kurzer Zeit erfüllen wird, wenn man gleichzeitig auch auf das Trinken verzichtet, geht jedoch über das hinaus, was man als eine „natürliche Regung" bezeichnet." (Chabot & Walther, 2011, S.129) Neben der rechtlichen Lage ist hier auch die ganz persönliche Einstellung entscheidend. Chabot und Walther betonen hierzu, dass zu klären sei, wer im Team des Pflegedienstes innerlich bereit sei, sich auf die Begleitung von FVNF ein- bzw. umzustellen, da ja die Hauptaufgabe in der Pflege in der Unterstützung des Weiterlebens bestehe. (Chabot & Walther, 2011, S. 68)

4.1 Rechtliche Lage

Für den, der sein Leben beenden will, ist die rechtliche Lage laut Chabot und Walther klar: Gestützt auf Artikel 1 und 2 des Grundgesetzes stehe es in Deutschland jedem Menschen frei, über sein Leben und somit auch über das Beenden desselben selbst und frei zu bestimmen. Der FVNF stelle aus rechtlicher Sicht allerdings eine Selbsttötungshandlung, also einen Suizid, dar. Hier spiele es keine Rolle, dass der Tod durch eine Unterlassung herbeigeführt würde und somit als natürlicher Weg aus dem Leben angesehen werden könne. (Chabot & Walther, 2011, S.102 f.) Für Unsicherheit von Seiten der Pflegenden dürfte die Frage sorgen, ob die Begleitung bei FVNF als Unterstützungshandlung Dritter beim Suizid gewertet werden kann. Hier erläutern Chabot und Walther, dass die geltende deutsche Rechtslage die straflose Unterstützung eines Suizids (und somit auch eines FVNF) ermögliche, wenn die Freiverantwortlichkeit des begleitenden Suizidenten in psychisch- medizinischer wie in juristischer Hinsicht gegeben sei und sinnvollerweise eine Patientenverfügung und eine modifizierte Garantenpflicht vorliege. (Chabot & Walther, 2011, S.111)

4.1.1 Urteil des Bundesverfassungsgerichts

Diese bereits 2011 formulierte Rechtsauffassung wurde am 26.02.2020 durch das Bundesverfassungsgericht vollumfänglich bestätigt: Der 2015 eingeführte § 217 des Strafgesetzbuches über das Verbot der geschäftsmäßigen Förderung der Selbsttötung wurde für nichtig erklärt. Die ausgewiesenen Experten in den Fachgebieten Medizinethik, Medizinrecht und Palliativmedizin G. D. Borasio, R.J. Jox, J. Taupitz und U. Wiesing zitieren in ihrem Buch „Selbstbestimmung im Sterben – Fürsorge zum Leben" aus dem o.g. Urteil: „Die Entscheidung des Einzelnen, dem eigenen Leben entsprechend seinem Verständnis von Lebensqualität und Sinnhaftigkeit der eigenen Existenz ein Ende zu setzen, entzieht sich einer Bewertung anhand allgemeiner Wertvorstellungen, religiöser Gebote, gesellschaftlicher Leitbilder für den Umgang mit Leben und Tod oder Überlegungen objektiver Vernünftigkeit. Sie bedarf keiner weiteren Begründung oder Rechtfertigung, sondern ist im Ausgangspunkt als Akt autonomer Selbstbestimmung von Staat und Gesellschaft zu respektieren." (Borasio, Jox, Taupitz & Wiesing, 2020, S.38)

4.1.2 Hilfe zur Selbsttötung und Tötung auf Verlangen

Das Strafgesetzbuch verbiete also die Hilfe zur Selbsttötung nicht. Da der Suizid als solcher nicht strafbar sei, sei auch die Assistenz straflos. Voraussetzung sei allerdings, dass der Suizident freiverantwortlich handle und die Tatherrschaft über den tödlichen Akt selbst innehabe. (Borasio et al., 2020, S.40) Dies sei auch die entscheidende Abgrenzung zur Tötung auf Verlangen. Hier liege die Tatherrschaft bei einer anderen Person. Für begleitende Pflegefachkräfte ist aber auch folgender Satz aus § 217 des Strafgesetzbuches relevant: „Niemand ist zu einer Hilfe zur Selbsttötung verpflichtet." (Borasio et al., 2020, S.140)

4.2 Ethische Einstellung

Doch auch wenn aus rechtlicher Sicht nichts gegen eine Begleitung des FVNF spricht, kann die Durchführung aus ethischer Sicht zu Konflikten bei Pflegefachkräften führen. Es könnte die Sorge bestehen, dem der Pflegekraft Anvertrauten Leid zuzufügen. Diesbezüglich gibt es Studien und Erfahrungsberichte.

4.2.1 Oregon Studien

Zum Erleben von Sterbenden an FVNF gibt es nur wenige Daten. Im amerikanischen Bundesstaat Oregon wurden hierzu Studien durchgeführt. Borasio erläutert zur Studie von Harvath et al. aus dem Jahr 2004: „Bei der Studie wurden die Pflegefachkräfte gebeten, den Sterbeverlauf dieser Patienten auf einer Skala von 0 (sehr qualvoll) bis 9 (sehr friedlich) einzuschätzen". (Borasio, 2014, S.99) Über die Hälfte der Befragten bewerteten mit einem Wert von 8 oder 9, was in den Augen Borasios auf einen friedlichen Tod durch FVNF hindeute. Zu diesem Ergebnis kommt auch eine Studie von Ganzini et al. aus dem Jahr 2003: Hier beurteilten befragte Pflegefachkräfte aus Hospizen in Oregon das Sterben durch FVNF als friedlich und mit wenig Schmerzen verbunden. Das Sterben sei durchschnittlich als „gut" eingeschätzt worden mit 8 Punkten auf einer Skala von 1 bis 9. (Klein Remane, 2015, S.6)

4.2.2 Ethikkodex des International Council of Nurses (ICN)

Die aktuelle Fassung eines Verhaltenskodex für Pflegende des ICN aus dem Jahr 2012 beschreibt folgende grundlegende Aufgaben, nachzulesen beim Deutschen Berufsverband für Pflegeberufe (DBfP): Es ist Aufgabe der Pflegenden, „Gesundheit zu fördern, Krankheit zu verhüten, Gesundheit wiederherzustellen, Leiden zu lindern". (DBfK, 2014) Hat ein Sterbewilliger sich für den Weg des FVNF entschieden, weil es keine Möglichkeit mehr gibt, seine Gesundheit zu fördern oder wiederherzustellen, steht also die pflegerische Aufgabe im Vordergrund, Leiden zu lindern.

5 Weitere Sichtweisen

Neben dem berufseigenen Ethikkodex können auch andere für Pflegende relevante Sichtweisen und Stellungnahmen bei einer Meinungsfindung zum FVNF unterstützen.

5.1 Betroffene Patienten und Angehörige

Exemplarisch für einen möglichen Verlauf des FVNF sei hier der 2015 erschienene Artikel „Letzter Wille" der Journalistin C. Frank in der Süddeutschen Zeitung erwähnt. Frank beschreibt darin den Verlauf des FVNF des Philosophen Claus Koch in enger Verbundenheit mit seiner Frau und seinem begleitenden Arzt. Der vollständige Artikel ist im Anhang nachzulesen. Wichtige Voraussetzung für einen guten Verlauf des FVNF ist, dass all die in Kapitel 2 und 3 dieser Arbeit aufgeführten Kriterien erfüllt sind.

5.2 Erfahrene Kolleginnen

In der Ausgabe ihres „Palliaviva" Blogs „Alle sprechen von Sterbefasten – aber kaum jemand hat Erfahrung damit" lässt die Journalistin S. Arnold palliativ geschulte Schweizer Pflegefachkräfte zu Wort kommen, die Erfahrung in der Begleitung des FVNF haben. U. Klein, Schweizer Pflegeexpertin der Fachstelle Palliative Care der Spitex Zürich erklärt im Blog, dass die Voraussetzungen, die aus Sicht der Fachpersonen für einen FVNF erfüllt sein müssten, denen eines assistierten Suizids entsprächen. Jeder Mensch könne machen, was er wolle, Pflegefachkräfte seien nicht die „ja" oder „nein" sagende Kontrollinstanz. Dies sei der Unterschied zur Suizidbeihilfe, wo ein Arzt ein Rezept ausstellen müsse. Nach Meinung der Palliativpflegenden müsse die Entscheidung zum FVNF dem unbeeinflussten und andauernden Willen des Patienten entsprechen, der ein nicht tragbares Leiden habe. Im Behandlungsteam könne ein FVNF ethische Fragen aufwerfen und zu moralischem Stress führen. Die Frage, ob Gutes tun nun bedeute, Leben zu schützen oder Leiden zu lindern, könne ein Dilemma für Pflegende bedeuten. (Arnold, 2019) Der Schweizer Berufsverband der Pflegefachfrauen und Pflegefachmänner (SBK) hat zum Umgang mit moralischem Stress des Pflegepersonals bei der Begleitung von Menschen am Lebensende Empfehlungen herausgegeben, die Klein empfiehlt. Diese Empfehlungen sind im Anhang nachzulesen.

5.3 Ärzteschaft

Eine empirische Studie, in der Palliativmediziner und Hausärzte zu einer Bewertung des FVNF befragt wurden, ergab, dass für 255 der rund 700 befragten Mediziner die Begleitung des FVNF keine Hilfe zur Selbsttötung sei, sondern Teil der ärztlichen Sterbebegleitung. (Hoekstra, Lang & Simon, 2015) In einem für das deutsche Ärzteblatt verfassten Artikel zum Thema FVNF schreiben auch der Internist J. Bickhardt und der Palliativmediziner R. Hanke, dass es unethisch sei, Menschen auf diesem Weg nicht ärztlich zu begleiten. Als Voraussetzung sehen die Autoren aber eine gewährleistete professionelle palliative Versorgung und die in Kapitel 2 beschriebenen Voraussetzungen der Freiverantwortlichkeit sowie vorhandene Vollmachten und Patientenverfügungen. (Bickhardt & Hanke 2014, A. 590 ff)

5.4 Deutsche Gesellschaft für Palliativmedizin (DGfP)

Im Positionspapier der DGfP zum freiwilligen Verzicht auf Essen und Trinken (FVET) heißt es: „Dieser Entschluss sollte genau wie jede andere Form eines Sterbewunsches bei Palliativpatient*innen vom Behandlungsteam wahrgenommen und respektiert werden. FVET ist nicht als Suizid zu bewerten. Vielmehr ist der FVET als eigene Handlungskategorie (sui generis) zu betrachten". (DVfP, 2019) Es werde keine Beihilfe zum Suizid geleistet, sondern es würden im Rahmen der Palliativversorgung Symptome gelindert. In der Todesbescheinigung könne daher als Todesursache ein natürlicher Tod eingetragen werden. Allerdings steht ebenso geschrieben: „Es sollte akzeptiert werden, wenn einzelne Teammitglieder sich aus ethischen oder moralischen Gründen nicht an der Begleitung des Menschen beim FVET beteiligen wollen". (DVfP, 2019, S.7)

5.5 Ethikrat katholischer Träger

In der Stellungnahme des Ethikrates katholischer Träger von Gesundheits- und Sozialeinrichtungen im Bistum Trier werden bezüglich FVNF zwei Grundpositionen erläutert: Es gebe sowohl Argumente für die Auffassung, bei FVNF handle es sich um einen Suizid als auch Argumente, dass dies nicht der Fall sei. Aber auch Vertreter der erstgenannten Auffassung könnten geltend machen, dass Ärzte und Pflegende eben kein tödliches Mittel zur Verfügung stellen müssten. Der Ethikrat empfiehlt unter anderem, den medizinischen, familiären und sozialen Kontext zu beachten, die freiwillige Selbstbestimmung des Sterbewilligen zu beachten, unterstützende Anreize für einen FVNF zu vermeiden und eine lebensbejahende Kultur zu fördern. (Heinemann et al., 2018, S.15 ff) Für Pflegekräfte relevant ist auch die Aussage, dass die Begleitung von FVNF mit erheblichen psychischen Belastungen verbunden sein könnten. Vor diesem Hintergrund müsse den Mitarbeitern eine Begleitung des FVNF freigestellt bleiben. Träger und Arbeitgeber dürften keinen Mitarbeiter zur Mitwirkung an FVNF verpflichten. (Heinemann et al., 2018, S.23) Viele Träger christlicher Wohlfahrtseinrichtungen haben eigene Stellungnahmen zum FVNF für ihre Mitarbeiter herausgegeben. Als Beispiel ist der Link zur Stellungnahme des Ethikkomitees der Stiftung Liebenau im Literaturverzeichnis aufgeführt.

6 Wie Pflegefachkräfte ethischen und moralischen Konflikten begegnen können

Der FVNF ist aus rechtlicher Sicht und aus Sicht der meisten Experten eine Form des Suizids und kein natürlicher Weg aus dem Leben. Pflegefachkräfte müssen daher die Frage für sich persönlich klären, ob die Begleitung eines FVNF für sie bedeutet, einem Suizid zu assistieren und ob sie dies für sich möchten. Laut Expertengremien in Recht und Ethik sind beide Auffassungen denkbar. Allerdings handelt es sich beim FVNF nicht um Tötung auf Verlangen und es ist keine aktive Verabreichung tödlicher Substanzen erforderlich. Die Begleitung ist straffrei. Bei der Entscheidungsfindung helfen kann das Wissen, dass der Sterbewillige diesen Weg freiverantwortlich wählt und die Entscheidung jederzeit revidieren und den FVNF beenden kann. Es ist für Begleitende legitim, die in Kapitel 2 aufgeführten Voraussetzungen wie eine Patientenverfügung oder eine modifizierte Garantenpflicht einzufordern. Sind diese Voraussetzungen gegeben, besteht rechtlich sogar die Pflicht, die geforderten Unterlassungen umzusetzen. In einem stationären Hospiz sind in der Regel alle in Kapitel 3 aufgeführten Voraussetzungen für eine gute Durchführung eines FVNF erfüllt, wie etwa die Begleitung durch einen Palliativmediziner, der vorausschauend Bedarfsmedikamente für zu erwartende Komplikationen anordnet oder die Umsetzung einer gut durchgeführten Mundpflege. Helfen bei der Entscheidungsfindung kann auch, sich über den Ethikkodex des ICN oder über die hauseigenen Leitlinien zum FVNF, falls vorhanden, zu informieren und mit den eigenen Moralvorstellungen abzugleichen. Entscheidend ist, ob die begleitende Pflegefachkraft den Sterbewillen des Betroffenen generell und auch individuell akzeptieren kann. Kann sie dies nicht, ist es ihr Recht, die Begleitung abzulehnen. Dies führen auch Chabot und Walther aus: „Wenn jemand aus der Gruppe der Pflegenden die Unterstützung einer freiwilligen Lebensbeendigung moralisch nicht vertreten kann, hat er das Recht, sich dieser Situation mit eben dieser Begründung zu entziehen." (Chabot & Walther, 2011, S.135)

7 Diskussion

Die Entscheidung, einen sterbewilligen Gast im Hospiz bei einem FVNF zu begleiten, ist keine leichte. Neben den in Kapitel 6 aufgeführten Abwägungen zur Entscheidungsfindung ist es in den Augen der Autorin aber auch die Pflicht einer betroffenen Pflegefachkraft, sich im Vorfeld mit der Thematik FVNF auseinanderzusetzen und sich über Voraussetzungen und Durchführung zu informieren. Auch hält die Autorin die Entscheidung für oder gegen eine Begleitung vom Einzelfall abhängig. Ist zum Beispiel nicht eindeutig, ob die Entscheidung des Gastes freiverantwortlich getroffen wurde, etwa aufgrund einer kognitiven Einschränkung, kann und darf dies zu einer individuellen Entscheidung für oder gegen eine Begleitung führen. Dies gilt auch für die Einschätzung des untragbaren Leids des betroffenen Gastes. Prinzipiell ist eine diesbezügliche Äußerung des Gastes nicht zu hinterfragen, so wie dies bei einer Schmerzeinschätzung eines Patienten auch nicht in Frage gestellt würde. Hat die Pflegekraft aber den Eindruck, es gäbe Alternativen wie etwa eine gute Symptomlinderung durch professionelle palliative Versorgung, kann die Autorin nachvollziehen, dass dies eine gute Begleitung beim FVNF erschweren könnte. Aufgrund ihrer Berufserfahrung ist sich die Autorin allerdings sicher, dass kein mündiger Sterbewilliger sich die Entscheidung zum FVNF leicht macht, sondern diesen Weg mit allen Unannehmlichkeiten sicherlich sehr bewusst wählt. In den Augen der Autorin sollte diese Entscheidung daher akzeptiert werden und nicht im Sinne einer Kontrollinstanz über „richtiges Leben und richtiges Sterben" in Frage gestellt werden. Hier teilt die Autorin die Auffassung des Bundesverfassungsgerichtes im Urteil vom 26.02.2020 vollumfänglich, das besagt, dass Lebens- und Sterbeentwürfe des Einzelnen nicht zu bewerten seien und keiner Begründung oder Rechtfertigung bedürften. Zumindest im Setting Hospiz ist die Begleitung einer Durchführung des FVNF, vorausgesetzt, die in dieser Hausarbeit aufgeführten Voraussetzungen sind gegeben, in den Augen der Autorin ohne ethische und moralische Konflikte durchführbar. Ist dies nicht der Fall, darf die Begleitung abgelehnt werden.

Literaturverzeichnis

Bickhardt, J., Hanke, R. M. (2014). Freiwilliger Verzicht auf Nahrung und
Flüssigkeit: Eine ganz eigene Handlungsweise. *Deutsches Ärzteblatt
2014,* 111 (14): A. 590-2

Borasio, G. D. (2014). *Selbstbestimmt sterben* (1. Aufl.). München: C. H: Beck

Borasio, G. D. (2019). *Über das Sterben. Was wir wissen, was wir tun können,
wie wir uns darauf einstellen* (8., aktualisierte Aufl.). München: dtv

Borasio, G. D., Jox, R. J., Taupitz, J. & Wiesing, U. (Hrsg.) (2020).
*Selbstbestimmung im Sterben – Fürsorge zum Leben. Ein
verfassungskonformer Gesetzesvorschlag zur Regelung des assistierten
Suizids* (2., erweiterte und überarbeitete Aufl.). Stuttgart: Kohlhammer

Bundesverfassungsgericht (2020). *Leitsätze zum Urteil des Zweiten Senats vom
26. Februar 2020.* Verfügbar unter
BVerfG, Urteil des Zweiten Senats vom 26. Februar 2020
- 2 BvR 2347/15 -, Rn. 1-343
http://www.bverfg.de/e/rs20200226_2bvr234715.html [06.12.2020]

Chabot, B. & Walther, C. (Hrsg.) (2011). *Ausweg am Lebensende.
Selbstbestimmtes Sterben durch freiwilligen Verzicht auf Essen und
Trinken* (2., aktualisierte Aufl.). München: Ernst Reinhardt

Deutsche Gesellschaft für Palliativmedizin (2019). *Positionspapier der Deutschen
Gesellschaft für Palliativmedizin zum freiwilligen Verzicht auf Essen und
Trinken.* Verfügbar unter
https://www.dgpalliativmedizin.de/phocadownload/stellungnahmen/DGPp
Positionspapier_Freiwilliger_Verzicht_auf_Essen_und_Trinken%20.pdf
[06.12.2020]

Ethikkomitee der Stiftung Liebenau (2020). *Stellungnahme zum freiwilligen
Verzicht auf Nahrung und Flüssigkeit (FVNF).* Verfügbar unter
https://www.stiftung-liebenau.at/fileadmin/benutzerdaten/stiftung-
liebenau/pdf/ethik/stiftung-liebenau-ethikkomitee-FVNF-2020.pdf
[06.12.2020]

Ethikrat kath. Träger von Gesundheits- und Sozialeinrichtungen im Bistum Trier

Heinemann, T., Höfling, W., Proft, I., Sahm, S., Schockenhoff, E., Schuster, J. & Wetzstein, V. (Hrsg.) (2018). *Stellungnahme des Ethikrates. Freiwilliger Verzicht auf Nahrung und Flüssigkeit.* Verfügbar unter https://www.pthv.de/fileadmin/user_upload/ALTE_ORDNER/PDF_Theo/Et hikrat/Stellungnahmen_und_Empfehlungen/Stellungnahmen_%C3%B6ffe ntlich/Stellungnahme_FVNF.pdf [06.12.2020]

Deutscher Berufsverband für Pflegeberufe (2014). *ICN-Ethikkodex für Pflegende* Verfügbar unter https://www.oegkv.at/fileadmin/user_upload/International/DBfK-ICN-Ethikkodex_fuer_Pflegende-print-final2014__2_.pdf [06.12.2020]

Frank, C. (2011, 30.Mai). Letzter Wille. *Süddeutsche Zeitung.* Verfügbar unter SZ_Letzter_Wille_20110530.pdf [06.12.2020]

Hoekstra, N. L., Strack, M. & Simon, A. (2015). Bewertung des freiwilligen Verzichts auf Nahrung und Flüssigkeit durch palliativmedizinisch und hausärztlich tätige Ärztinnen und Ärzte. Ergebnisse einer empirischen Umfrage. *Zeitschrift für Palliativmedizin 2015,* 16 (02), 68 – 73

Klein Remane, U. (2015). „Sterbefasten" Freiwilliger Verzicht auf Nahrung und Flüssigkeit. *Palliative ch 2015,* (3) S.6 – 9

Palliaviva Blog (2019) *Alle sprechen vom Sterbefasten – aber kaum jemand hat Erfahrung damit.* Verfügbar unter https://www.palliaviva.ch/alle-sprechen-von-sterbefasten-aber-kaum-jemand-hat-erfahrung-damit/ [06.12.2020]

Pressemitteilung Nr. 12/2020 vom 26. Februar 2020

Bundesverfassungsgericht (2020). *Verbot der geschäftsmäßigen Förderung der Selbsttötung verfassungswidrig.* Karlsruhe. Verfügbar unter https://www.bundesverfassungsgericht.de/SharedDocs/Pressemitteilunge n/DE/2020/bvg20-012.html [06.12.2020]

Schweizer Berufsverband der Pflegefachfrauen und Pflegefachmänner (2018). *Ethische Standpunkte 5. Umgang mit moralischem Stress des Pflegepersonals bei der Begleitung von Menschen am Lebensende.* Verfügbar unter Standpunkt_5_DEUTSCH_01.pdf

Anhang

Zeitungsartikel „letzter Wille"

Die Geschichte eines planvollen Sterbens

Anmerkung der Redaktion: Der Anhang wurde aus urheberrechtlichen Gründen entfernt.

Ethische Standpunkte 5

Empfehlungen des SPK zum Umgang mit moralischem Stress des Pflegepersonals bei der Begleitung von Menschen am Lebensende

Anmerkung der Redaktion: Der Anhang wurde aus urheberrechtlichen Gründen entfernt.